La

Fièvre typhoïde

et les Eaux

à

Saint-Claude-sur-Bienne

par le

Dr D. MEYNIER

1904

LA FIÈVRE TYPHOÏDE

ET

LES EAUX A SAINT-CLAUDE-SUR-BIENNE

LA FIÈVRE TYPHOÏDE

ET LES EAUX

A SAINT-CLAUDE-SUR-BIENNE

PAR

Le Dr D. MEYNIER

LYON

A. REY & Cie, IMPRIMEURS-ÉDITEURS DE L'UNIVERSITÉ
4, RUE GENTIL, 4

1904

A la Mémoire

DE MA MÈRE BIEN AIMÉE

A MON PÈRE

Le Docteur Joseph MEYNIER

Médecin principal de l'armée territoriale,
Officier de la Légion d'honneur.

A MES SŒURS

A la Mémoire de mon Oncle

AUGUSTE REVERCHON

Ingénieur des Arts et Manufactures

A MA CHÈRE TANTE CLÉMENCE REVERCHON

A mon excellent Cousin et Ami

LE Dr HENRI BAUD

A MES ONCLES. — A MES TANTES

A TOUS MES PARENTS ET AMIS

A mon Président de Thèse

M. le Docteur Jules COURMONT

Professeur d'hygiène à la Faculté de Médecine de Lyon,
Médecin des Hôpitaux.

A MON CHER MAITRE

M. E. FOURNIER

Professeur de Géologie à la Faculté des Sciences de Besançon.

A MES MAITRES

De Besançon et de Lyon

L'étude que nous nous sommes proposée peut paraître à quelques-uns plus ou moins étrangère à la médecine. Ce n'est qu'une apparence, car la géologie et l'hydrologie sont les plus solides fondements de l'hygiène, science éminemment médicale, nul n'en doute, et des plus bienfaisantes, puisqu'elle poursuit la maladie jusque dans ses causes, et, non contente de la guérir, s'attache à la prévoir et à la rendre sinon impossible, du moins rare. Elle fait la meilleure thérapeutique : la prophylaxie.

A Besançon, où nous avons commencé nos études, nous avons eu la bonne fortune de connaître, puis d'entendre dans son enseignement un de ceux qui ont fait beaucoup pour faire pénétrer dans les esprits l'importance du rôle de la géologie dans la sauvegarde de la santé publique. L'influence de la constitution du terrain sur la valeur des eaux des sources qui s'y forment et en sortent a toujours été l'objet spécial de ses études et de ses leçons. C'est de M. le professeur Fournier que nous voulons parler ; pendant trois années successives, soit dans des courses à travers le pays comtois, soit à ses cours de la Faculté des sciences, nous nous sommes imprégné de ses idées et de sa méthode. Qu'il nous permette de lui dire combien nous sommes resté son disciple reconnaissant et convaincu et de rendre hommage au dévouement si absolu avec lequel il partageait son temps entre ses cours si documentés et si intéressants, et ses démonstrations pratiques et claires sur le riche terrain d'excursions qui environne Besançon. C'est à le suivre et à l'écouter que nous avons pris le goût des études si passionnantes de géologie appliquée et c'est à son inspiration et son exemple que la première idée de ce travail est due. Nous ne saurions oublier non plus M. Martel, qui nous a si souvent témoigné sa bienveillance et que nous sommes heureux de remercier ici.

M. le professeur Courmont nous a donné le canevas de cette étude, c'est à ses conseils que nous avons obéi en choisissant Saint-Claude comme objet de nos recherches; nous le remercions ici avec reconnaissance de la bienveillance avec laquelle il nous a accueilli et a mis sa science et son laboratoire à notre disposition. Il a de plus bien voulu nous honorer de son approbation en acceptant la présidence de notre jury de thèse ; qu'il veuille bien accepter l'expression sincère de notre reconnaissance.

Nous n'avons pas oublié nos professeurs de Besançon qui ont guidé nos efforts aveugles au début de nos études médicales, et aux enseignements de qui nous devons les premiers rayons de lumière qui nous ont guidé dans le bon chemin. Nous adressons tout particulièrement nos remerciements à MM. les Drs Coutenol, Saillard, Hetz, Chapoy, Gauderon, Baudin, Gounaud, de qui comme interne nous avons pu apprécier, plus encore que comme étudiant, toute la science et toute la bonté ; qu'ils veuillent bien accepter ici l'expression de notre reconnaissance.

Nos remerciements iront aussi à MM. les Drs Baigne, Bruchon, Hyenne et Vaissier qui ont été nos premiers

initiateurs dans la pratique chirurgicale et médicale ;
notre souvenir reconnaissant s'attache à leur bienveil-
lante complaisance.

Nous n'avons garde d'oublier nos professeurs de
l'Ecole de médecine et de la Faculté des sciences de Besançon. Nous leur exprimons toute notre gratitude, en
particulier à MM. les Drs Mandereau, Prieur, Roland,
Bolot, Magnin, Charbonnelle-Salle, Geuvresse, et à leurs
regrettés collègues MM. les Drs Bruchon fils et Faney.

Nous exprimons aussi notre reconnaissance à tous
ceux dont l'aide et les conseils nous furent précieux dans
la présente étude : ce sont M. le doyen de la Faculté des
sciences de Lyon, Depéret, et son aimable chef de travaux, Dr Riche, qui m'ont facilité les recherches dans
leur laboratoire ; — MM. les Drs Fiessinger (Paris),
et G. Roux (Lyon), qui m'ont donné connaissance de
leurs documents ; — M. le sénateur Vuillod, maire de
Saint-Claude, et M. Cadenat, professeur au collège, qui
m'ont facilité ma tâche de tout leur pouvoir et communiqué leurs documents et opinions sur la question.

Nous remercions enfin ceux dont l'aide nous a été plus
particulièrement précieuse : M. le Dr Maréchal, de
Besançon, dont la thèse si documentée nous a été d'un
précieux secours dans ce travail et qui est venu en per-
sonne nous aider dans nos explorations et faire des prélèvements pour analyses ; et M. le Dr Lacomme, de
Lyon, à qui sont dues aussi des analyses d'eau.

Que si nos conclusions choquent en quelque façon la
manière de voir de quelques personnes, nous les prions
de ne point trop nous en vouloir. Ce travail est une œuvre
sincère, où nous avons tenté de rester étranger à toute

considération non scientifique, et nous espérons y avoir réussi ; que si nous nous sommes trompé, on veuille bien nous excuser.

Errare humanum est !

LA FIÈVRE TYPHOIDE

ET

LES EAUX A SAINT-CLAUDE-SUR-BIENNE

I

INTRODUCTION ET HISTORIQUE

La bactériologie, science nouvelle, mais déjà si fertile en résultats pratiques, nous a donné, entre autres notions nouvelles, la connaissance du nombre énorme des infiniment petits ennemis de notre société qui nous entourent. C'est banalité que de dire que nous en avons dans la bouche, les poumons, tout le tube digestif, et qu'ils attendent, nichés dans quelque coin et en apparence inoffensifs la première défaillance de notre organisme pour révéler toute leur virulence et envahir tous nos tissus.

Non seulement nous en portons en nous, mais à chaque instant nous en absorbons de nouveaux, dans l'air que nous respirons, dans les aliments que nous absorbons, dans l'eau que nous buvons et que nous employons à nous laver, à cuire nos légumes, à nettoyer nos objets de première nécessité. Les hygiénistes, guidés par ces données générales et qui sont maintenant connues de presque tous, ont mis à l'ordre du jour ou placé sous un jour nouveau une quantité de questions qui passaient auparavant complètement inaperçues ou n'étaient pas regardées comme faisant partie du domaine de la santé publique.

Parmi les problèmes soulevés ainsi, il n'en est peut-être pas qui passionne davantage que celui des eaux potables. Et ce ne sont pas les seuls spécialistes qui s'occupent avec ardeur des solutions qu'on lui cherche ; l'opinion publique elle-même, grâce aux puissants moyens de vulgarisation dont dispose la science de notre temps, par la presse, n'ignore rien des dangers que présente pour la santé la consommation d'une eau défectueuse. Nul n'ignore actuellement, pour ainsi dire, que l'eau est le véhicule et l'habitat ordinaire d'une foule de germes à qui sont dues un grand nombre de maladies et non les moins dangereuses ni les moins répandues. A tout moment, on rencontre dans les journaux quotidiens des renseignements précis, des discussions et des polémiques sur de ces épidémies massives, d'origine hydrique, qui déciment la population, d'un collège, d'une caserne, d'une ville ou d'un quartier ; et chacun sait forcément que l'eau est souvent reconnue comme le véhicule des germes et leur agent de dispersion aussi rapide que puissant.

Pour toutes ces raisons, la recherche d'une bonne eau, le captage des sources sont des questions qui intéressent également les hygiénistes, les médecins, les ingénieurs les municipalités. C'est d'ailleurs un grand malheur que le nombre des gens qui s'occupent de ces questions et qui, plus ou moins préparés par leurs études antérieures, donnent leur avis et influent de leur pouvoir dans l'établissement des projets. Les considérations qui décident de l'adoption d'une source sont souvent absolument injustifiables au point de vue géologique, quand même elles ne sont pas absolument le contre-pied de ce qu'indiquent les conditions du terrain et des eaux. C'est à des faits de ce genre qu'il faut rattacher le fait de tant de villes, et non des moindres ni des moins menacées, qui, après bien des dépenses et beaucoup de travaux, ne sont en possession que d'une eau dangereuse ou médiocre.

Eviter le retour de semblables erreurs, terminer bien des discussions, voilà le but que se sont proposé les pouvoirs publics en promulguant la circulaire ministérielle de 1900, puis la loi sur la santé publique du 15 février 1902, et les règlements d'application qui ont suivi.

La loi indique quelle est la marche à suivre dans l'établissement d'un projet d'alimentation en eau ; elle place au premier plan et en première ligne l'expertise du géologue, si longtemps dédaignée, quand même on songeait à le consulter : suivie de l'analyse bactériologique et chimique des eaux. Il importe, en effet, **avant tout**, de connaître la valeur des sources et de savoir si on peut les employer. A ce propos, voici ce qu'écrivait dans le *Bulletin de la Société belge de Géologie* un savant belge, M. Van den Broëck, qui s'est occupé spécialement d'hydrologie ; il parlait alors du règlement de 1900 (1) :

« L'étude d'un projet de drainage ou de captage d'eaux comprend des points de vue différents. La marche rationnelle consiste à s'adresser, d'abord, à la géologie

____

(1) *Bulletin de la Société belge de géologie,* avril 1901.

qui détermine la structure et les relations générales des couches, ainsi que leurs relations avec les nappes ou les ressources aquifères qu'elles contiennent ; qui permet de dresser des coupes rationnelles des terrains, de déterminer leurs conditions de perméabilité ou d'imperméabilité, ainsi que les difficultés qu'elles offriront aux travaux de mine, de fouille, de construction, etc... Vient ensuite l'hydrologie qui précise le nivellement, le fractionnement des nappes, les quantités d'eau disponibles, le débit moyen avec les saisons. La chimie et la bactériologie doivent intervenir ensuite pour déterminer la composition des eaux et les variations qu'elles peuvent présenter périodiquement, leur nocivité ou leur inocuité au point de vue hygiénique.

«C'est seulement quand ces éléments sont acquis que l'ingénieur devrait entrer en ligne... etc. »

Il est intéressant de lire ce commentaire élogieux des dispositions de la loi de 1902 ; elle est conçue avec la préoccupation très nette d'éviter les travaux inutiles et de ne permettre que ceux qui sont recommandables au point de vue hygiène.

Malheureusement, la plupart des villes ont déjà, depuis longtemps, leur installation et ne peuvent profiter des dispositions de la loi qui ne s'applique qu'aux projets nouveaux. Cependant, on peut espérer améliorer le sort de celles qui sont peu favorisées et c'est de cette louable ambition que sont nées une quantité d'études qui, comme celle-ci, ont cherché la valeur des eaux d'une ville où la fièvre thyphoïde exerçait ses ravages, et cela afin de savoir si c'est aux eaux qu'il faut s'en prendre et, le cas échéant, comment on pourrait le faire.

Il existe, en effet, un certain nombre de solutions qui, sans toucher à la source, permettent d'améliorer son eau ; ce sont : la protection des sources, prévue par la loi ; la surveillance continue des eaux, aux points de vue chimique et bactériologique, afin de prévenir les populations si elle deviennent, à un moment donné, dangereuses ; enfin, et notre avis est qu'il faut attacher une grande importance à ces travaux, l'amélioration des conditions d'hygiène des villes et des habitations ouvrières surtout.

Grâce à ces moyens, qui passent trop souvent inaperçus, on peut espérer diminuer dans une grande proportion les maladies épidémiques, car, comme le montrent de plus en plus les récentes recherches de la science, à côté du germe, qui est la cause déterminante et immédiate de l'affection microbienne, il faut placer les conditions de réciprocité des individus, ce que l'on nomme le terrain, qui se tronve plus ou moins résistant et dont le rôle n'est pas négligeable. Or, ce terrain, ce sont les conditions locales de l'hygiène qui le préparent, et, dans ce cas qui nous occupe plus particulièrement, ce sont elles qui ont influé le plus nettement sur la localisation de l'épidémie en certains foyers limités à un certain quartier et à un certain nombre de maisons de ce quartier lui-même. C'est pour cette raison qu'il ne faut pas envisager uniquement l'amélioration de l'eau comme moyen prophylactique, mais aussi l'amélioration des conditions hygiéniques du sol urbain.

L'amélioration de l'eau actuellement captée ne peut se faire que par des filtres ou des appareils analogues (système Howatson), mais il faut pour cela beaucoup

d'argent et, pour certains systèmes, beaucoup de place ;
cependant, c'est la seule solution possible dans beaucoup
de cas, en attendant que la science nous fournisse des
procédés plus rapides et plus économiques que ceux dont
nous disposons à l'heure actuelle.

Le filtre est le seul remède dans beaucoup de régions,
parmi lesquelles le Jura, j'entends le Jura géologique,
c'est-à-dire la région des calcaires dits jurassiques ; en
effet, dans toute l'étendue de ces formations qui cou-
vrent une grande partie de la France, il n'y a guère de
source importante qui puisse être considérée comme
pure *d'une façon permanente* et que l'on puisse garantir
absolument à l'abri de toute chance de contamination
en amont du captage et dans le bassin d'alimentation.
Il y a des sources plus ou moins bonnes, mais de sources
pures il n'y en a pratiquement pas.

C'est surtout dans le Jura franc-comtois que cette
proposition est vraie. On peut dire que dans tout ce
pays (2) il n'y a pas une source abondante dont l'eau
soit suffisamment filtrée par les couches constituant le
sol pour offrir, *en tout temps,* la sécurité que l'on peut
et doit demander à une eau de boisson. Toutes les études qui ont été faites à Besançon pour les eaux d'Arcier,
à Lons-le-Saunier, à Salins, etc. ont démontré ce que
nous avançons.

Ce que nous venons de dire a été et est encore discuté
partout ; les journaux sont remplis de polémiques sus-
c'tées par cette théorie, et cela parce que ces études sont
compliquées, précisément par le fait que la contamina-

(2) *Cf* Dr Maréchal, *les Eaux d'alimentation dans le département du Doubs, 24.*

tion des sources dites jurassiennes (3) qui existe, en général, n'est pas permanente, mais tout au contraire de
courte durée, quelquefois trente ou quarante jours par
an, coïncidant avec les époques de grandes pluies du
printemps ou de l'automne. Suivant le moment choisi
pour faire une analyse d'eau, l'échantillon sera reconnu
très bon ou très mauvais, souvent pour la même source,
à peu d'intervalle, ce qui, pour ceux qui ne sont pas
habitués à ce régime d'extrême variabilité des eaux, est
une preuve que les analyses sont inexactes. Que l'on
veuille alors imaginer que se greffe sur la question scientifique une discussion de parti : ceux qui désirent la
source et ceux qui la rejettent pourront, avec une bonne
foi égale, en s'appuyant sur des analyses également bonnes et véridiques, soutenir l'excellence ou la médiocrité
de l'eau. Pour pouvoir formuler une opinion qui entraîne
l'adhésion de tous, il faut, par une série d'analyses en-
globant une période de douze mois et répétées souvent,
surtout au moment des pluies, étudier complètement le
régime de la source, son évolution annuelle et en dégager le caractère dominant. C'est ce que mon ami, le D[r]
Maréchal, a fait excellemment pour les eaux d'Arcier (4).

Cette contamination intermittente n'est pas sans danger, même dans le cas où il existe un service chargé d'en
surveiller l'apparition et par les soins de qui la population est prévenue de stériliser l'eau par un moyen quel-
conque ; en effet, il y a consécutivement infection dura-

(3) Martel, Fournier et Magnin, *passim*.

(4) Maréchal, Étude bactériologique sur les sources d'Arcier (*Mémoires de la Société d'histoire naturelle du Doubs*,
1900-1901).

ble des réservoirs, des conduites et du sol, et le danger existe quand même d'autant plus que l'on pense l'avoir évité.

Il faut donc s'habituer à l'idée que nos eaux jurassiennes sont, suivant l'heureuse expression de Van den Broëck, *inquiétantes* et qu'il faut avec elles être toujours sur ses gardes, je veux dire organiser un service permanent d'analyses, en attendant que l'on puisse avoir mieux, c'est-à-dire un filtre ou une stérilisation industrielle, et encore, dans le premier cas, faut-il toujours avoir un service de contrôle des filtres. La stérilisation à domicile est toujours un moyen précaire, car les filtres sont des instruments de laboratoire qui, au bout de quelque temps, ne donnent plus de résultats et sont dangereux par la fausse sécurité qu'ils donnent à ceux qui ont confiance en eux. Il vaut mieux alors s'adresser à l'ébullition ou à la stérilisation chimique au permanganate ou à la teinture d'iode ou à l'eau oxygénée (5).

Et, pour conclure ce long préambule, qu'il nous soit permis d'emprunter la parole du regretté M. Duclaux, qui s'exprime ainsi :

« ...On a créé dans le public un état d'âme dont il faut tenir compte aujourd'hui, où on essaye de revenir à des idées et des pratiques plus raisonnables. Quand il s'agit de dire tout haut aux Parisiens : « On vous a leurrés : « l'eau stérile, en masses comme celles qui vous sont né- « cessaires, est un mythe ; il n'est pas de dépenses, si « grandes qu'elles soient, qui puissent vous l'assurer, et « si, par miracle, ce rêve se réalisait, vous auriez en-

(5) *Cf* Dr Dietrich, *Cours d'hygiène fait à l'Université de Besançon.*

« core la fièvre typhoïde, car ce n'est pas seulement par
« l'eau qu'elle vous vient » ; quand on énonce des vérités
aussi sûres, on est à son tour considéré comme un fâ-
cheux par ceux que j'appellerai volontiers les fanatiques
de l'hygiène sans vouloir, bien entendu, mettre rien de
dédaigneux dans ce mot. »

Ce sont là des paroles de bon sens.

Nous nous sommes proposé d'étudier un cas particulier du grave problème dont nous venons d'exposer les
données et quelques-unes des solutions proposées. Ce
cas est celui de la ville de Saint-Claude, dans le Jura. Il
est probable que, de tout temps, elle a été exposée aux
atteintes de la fièvre typhoïde ou des états analogues clas-
sés embarras gastriques fébriles, fièvres muqueuses, etc.
Quel a été le rôle des eaux d'alimentation, quelle a été
la part dévolue aux conditions d'hygiène de la ville dans
la genèse de ces maladies, voilà la question qui nous a
occupé.

En 1896, la question commence à préoccuper l'opinion
publique et cela grâce à l'initiative de M. le Dr Fie-
singer, à qui sont dues les premières études scientifiques
de la question dont nous avons eu connaissance : nous
extrayons de ses différentes publications les lignes sui-
vantes où sont résumées ses opinions sur la question (6).

Depuis 1896, la fièvre typhoïde est endémique à Saint-
Claude : en 1896, on a fait des travaux de canalisation
d'égouts et on a reporté les terres dans un quartier popu-
leux pour niveler une place ; en 1896 également, il y eut

____

(6) Dr Fiessinger, *Journal des Praticiens*, 28 septembre 1901;
Médecine moderne, 21 mai 1902.

des pluies abondantes sur le plateau qui, comme nous le
démontrerons, alimente les sources de Saint-Claude ; et
en 1893-1895, il y eut sur ce plateau des cas sporadiques
de fièvre typhoïde, notamment à Lamoura et à la Chaux-
Berthod. Il faut savoir que, dans toutes les maisons de
ce plateau, les fumiers sont déposés à même le sol, le
purin coule où l'appelle la pente du sol ; il n'y a point
non plus de fosses d'aisance au sens propre du mot : on
reprend les matières fécales pour les employer au fumage
des champs et surtout des jardins potagers ! — ceci est
l'exposé exact des faits. — Il y eut des cas de fièvre typhoïde à Saint-Claude d'une façon continuelle depuis
cette époque, si bien qu'en 1900 et 1901 le Dr Fiessinger fit
et fit faire des analyses de l'eau potable (le résultat de ces
analyses fait le sujet d'un chapitre spécial). Les résultats
furent contradictoires avec ceux obtenus par d'autres ;
il fallait le prévoir. Le Dr Fiessinger rattache nettement l'épidémie à l'eau.

M. le Dr Chantemesse fut chargé de faire un rapport à
la suite d'un examen des eaux : voici la substance de ce
rapport (7) :

« Les premiers cas de la maladie remontent aux années
1895 ou 1896. Depuis cette époque, avec des périodes
d'accalmie ou de recrudescence, la maladie n'a jamais
cessé entièrement. Les opinions qui se sont fait jour au
sujet de sa cause invoquent, les unes, la malpropreté in-

____

(7) Dr Chantemesse, *Recueil des rapports du Comité consultatif d'hygiène de France*, septembre 1901.

Nous n'avons pu trouver que les analyses de 1896 ; celles
de 1900 et 1901 ne sont pas encore publiées.

déniable de certaines maisons, les autres, l'impureté de l'eau potable, ou plus exactement, de la source principale, dite des Foules, qui alimente la ville.

« La source de Très Bayard et celle des Étapes n'ont jamais fourni de cas.

« Les maisons où l'épidémie a frappé avec le plus de violence sont très mal tenues, elles ont presque toutes à leur partie centrale une cour entourée de très hautes murailles. Dans cette cour, viennent prendre jour des balcons superposés à chaque étage. Au rez-de-chaussée et au centre de cette cour, un orifice à ciel ouvert, fermé d'ordinaire par une grille à jour, met en communication l'air de la cour, respiré par les habitants, avec une sorte de réservoir puant qui reçoit les immondices et les eaux-vannes de la maison ; il s'échappe de ces orifices des odeurs d'une fétidité extrême. Ce sont là des conditions d'insalubrité notoire, capables de disposer à toutes sortes d'infections et en particulier à celle de la fièvre typhoïde.

« La premier captage va chercher assez profondément dans le flanc de la montagne l'eau qui en jaillit. Le second recueille aussi l'eau de la profondeur, mais il a été aménagé pour recevoir aussi les eaux superficielles et les travaux semblent avoir été faits de façon à rendre non seulement possible, mais facile la pénétration des eaux superficielles dans les réservoirs où prend naissance la canalisation (8).

« ...La fièvre typhoïde a été signalée dans les villages du plateau en 1893.

(8) Il a été procédé depuis à un remaniement du captage qui élimine les eaux superficielles.

« ...L'eau est manifestement trouble au moment des plus fortes eaux (9). »

A côté de l'opinion du Dr Chantemesse qui, en somme, incrimine aussi bien l'hygiène défectueuse que la contamination de l'eau de boisson, nous citerons celle de notre maître, le professeur Fournier, de Besançon :

« La source des Foules, qui alimente Saint-Claude, est une résurgence vauclusienne ; au-dessus de la source, à la limite entre le Rauracien et les marnes Oxfordiennes s'ouvre une grotte (10) qui descend par une pente rapide parallèlement aux couches pendant environ 250 mètres pour aboutir à une vasque d'eau à niveau variable, correspondant au niveau piedzométrique d'alimentation de la résurgence, une galerie latérale qui s'ouvre à droite de la galerie principale vient rejoindre celle-ci après un trajet d'environ 60 mètres.

« Les pentes de la Chaux-Berthod et des Eterpets, situées sur le plateau, au nord-est de la grotte, contribuent, à coup sûr, à l'alimentation de la source des Foules, qui est ainsi contaminée par les fermes de cette région ; c'est à cette contamination qu'il faut attribuer les épidémies périodiques de fièvre typhoïde qui sévissent à Saint-Claude (11) ».

M. le sénateur Vuillod, maire de Saint-Claude, avec qui nous nous sommes mis en rapports et qui nous a très obligeamment communiqué ses documents, exposé ses

(9) Voir plus loin Analyses du Comité consultatif d'hygiène de France.

(10) Voir plus loin Exploration et plan de ces grottes.

(11) E. Fournier, *Bulletin de la Société française de spéléologie,* n° 29, mai 1902.

opinions et aidé dans notre étude des communications de la source des Foules, attribue la fièvre typhoïde à la contamination du sol et aux conditions d'hygiène défectueuses de certains quartiers, déjà signalées par M. le Dr Chantemesse dans son rapport. Comme il est permis de le conclure, d'après les statistiques et le plan que nous reproduisons plus loin, les maisons atteintes sont toutes dans le quartier de la ville où ont eu lieu des travaux pour la construction des égouts d'abord et pour le nivellement d'une place publique ensuite, travaux qui ont remué un sol séculairement souillé par les déchets humains. Cette partie de la ville est aussi la plus nivelée, celle où les eaux usées ont le moins d'écoulement. Il existe un autre quartier dont les maisons ne sont pas mieux bâties, c'est celui de la rue du Poyat (Cf. Plan de Saint-Claude) ; mais dans ce quartier, la grande pente du sol permet l'évacuation rapide des eaux ménagères et pluviales et favorise moins l'infection du sol. Il en est de même pour les faubourgs. C'est en se guidant sur ces observations que M. le Maire de Saint-Claude espère amener un grand changement et une grande amélioration dans l'hygiène de la ville en achevant le réseau des égouts et en instituant le système du tout-à-l'égout avec fosses Morris. Il est donc résolument partisan de la Grundwasser, théorie de Pettenkoffer que MM. les Drs Rollet, Magnin et G. Roux ont reconnue juste pour certains quartiers de la ville de Lyon, la Guillotière, Perrache.

On trouvera dans un chapitre spécial les statistiques, le plan de Saint-Claude et les résultats des analyses faites. Nous en avons fait faire nous-mêmes quelques-unes, mais il est bien évident que c'est une série d'analyses portant sur toute une année qu'il faudrait faire, et les moyens nous ont manqué pour cela ; quelques prélèvements isolés, tels que ceux que nous avons pu faire, ne fourniront jamais de données certaines.

Placés en présence de toutes ces opinions contradictoires et après avoir exposé tous ces travaux accomplis, nous avons jugé qu'il y avait place pour une étude nouvelle esquissée déjà par notre maître, M. Fournier. Cette étude, c'est l'étude géologique et hydrologique raisonnée du terrain où naît, où s'alimente cette source tant discutée. C'est là toute la raison d'être de ce nouveau travail qui, au point de vue bactériologie, ne peut pas être complet, et c'est là le fait nouveau que nous apportons dans la discussion ouverte.

Avant d'aller plus loin, nous nous hâtons de proclamer que nous avons apporté dans l'examen de la question qui nous occupe toute l'impartialité dont nous sommes capable. Nous nous sommes efforcé de dégager la vérité et nous n'avancerons rien qui ne soit entièrement prouvé, c'est ce qui, nous l'espérons, nous attirera la bienveillance de tous ceux qui se sont occupés de la question et que nous n'avons pas voulu juger, mais simplement éclairer par l'étude à un nouveau point de vue du problème dont ils cherchent et désirent la solution.

II

ÉTUDE GÉOLOGIQUE ET HYDROLOGIQUE

Saint-Claude est pittoresquement plantée sur le flanc d'une profonde vallée où coule la Bienne ; au droit de la ville le cañon où coule la rivière s'élargit légèrement pour recevoir plusieurs vallées secondaires, lui apportant l'eau qui descend de la montagne par un certain nombre de rivières et ruisseaux. Il y a là comme un point de convergence pour toutes les eaux reçues par les hauts plateaux du Jura qui dominent à gauche la profonde vallée de la rivière.

Sous la ville même, les alluvions glaciaires et les éboulis qui les surmontent recouvrent une région très tourmentée au point de vue géologique, puisque l'intensité des plissements a été suffisante pour produire des plis-failles de glissement ayant amené, au contact du Jurassique moyen, l'oxfordien ; de plus, en de nombreux endroits, on observe des couches relevées jusqu'à la verticale, particulièrement dans la montagne du jurassique moyen qui domine la ville par son énorme anticlinal de Chaumont : le terrain le plus étendu néanmoins sous la ville est l'oxfordien avec ses calcaires marneux imperméables. Compliquant encore ces plissements si

intenses, un infléchissement latéral des angles anticlinaux
et synclinaux s'est produit, amenant un changement de
la direction des alignements qui, de nord-est-sud-ouest
passent au nord-sud pendant 1 ou 2 kilomètres pour re-
prendre ensuite leur direction primitive, figurant ainsi
un angle double avec déviation latérale. Cette brisure a
permis à l'érosion une action plus efficace et il s'est créé
une vallée perpendiculaire à la direction des plis, celle
du Flumen, où l'érosion a atteint jusqu'à l'oxfordien.
Cette vallée principale reçoit un affluent important, le
Taion, qui lui draine une vallée conséquente ; et d'autres
tributaires moins importants, également dans des vallées
conséquentes, qui lui apportent, en définitive, toutes les
eaux qui ruissellent sur le plateau. Mais ce n'est pas tout,
car ce profond sillon, entaillant les masses calcaires jusqu'au niveau de base imperméable des marnes oxfordiennes, reçoit par voie souterraine la plus grande partie des eaux du bassin des Molunes par les cascades de
Fiumen, de la Combe du lac et du bassin de Septmoncel ; enfin, par le ruisseau de Monbrillant, de la grande
combe de Chaux-Berthod et des Eterpets, qui s'écoule
encore dans les ruisseaux de la vallée des Foules. C'est
cette circulation souterraine, qui est toujours si intense
dans les terrains calcaires, *perméables en grand,* qui con-
serve à tous ces cours d'eau leur débit de basses eaux
qui, sans eux, n'existeraient pas. Les immenses réservoirs que représentent toutes les galeries et tous les puits
de ce réseau jouent le rôle de glaciers des hautes montagnes et emmagasinent l'hiver l'eau qui, sans eux, s'en
irait à la mer trop vite, asséchant complètement certains
cours d'eau.

M. Martel (12), dans les Causses, le Vercors et la Grande-Chartreuse ; MM. Fournier et Magnin (13), dans le Jura et la Provence, en France et, à l'étranger, les savants autrichiens dans le Karst, pour ne citer que les principaux, ont étudié attentivement cette circulation souterraine et sont arrivés à connaître les règles qui la régissent.

Nous ne pouvons pas entrer ici dans le détail, ceux qui voudraient de plus amples renseignements s'adresseront aux sources que nous indiquons ; mais nous désirons cependant expliquer rapidement ce qu'est cette circulation souterraine révélée depuis peu à la science.

Dans les massifs compacts du calcaire existent une quantité de fentes horizontales que l'on nomme joints, de fissures verticales que l'on nomme diaclases ou failles, suivant leur importance ; dans tous ces vides s'engouffrent les eaux qui tombent sur le sol. Or, on sait que ces eaux de pluie sont riches en acide carbonique qu'elles ont dissous pendant leur passage dans l'atmosphère, et que tant qu'elles contiennent cet acide, elles peuvent avoir une action chimique sur les calcaires dont elles prennent le carbonate de chaux en laissant les oxydes de fer et les silicates d'alumine, non solubles dans ces conditions. Il est aisé de comprendre que ces eaux vont corroder chimiquement les parois des vides où elles circulent et les

(12) Martel, *Les Abîmes.* — *La Spéléologie.* — *Spelunca.* — *La Nature.* — *Tour du Monde.*

(13) Fournier et Magnin, *Spelunca*, 1899-1903. — *Bulletin de la Société d'Histoire naturelle du Doubs ;* — et Fournier, *Bulletin du Service de la carte géologique de France*, 1902 et 1903, etc.

agrandir, et que, à cette action s'ajoutera l'action méca-
nique des fragments calcaires ou d'autre nature qu'elles
auront mobilisés et qui agiront comme une meule, forant
ces gouffres remarquables dont on trouve des exemples
fréquents et tout à fait analogues aux marmites de géant
des glaciers ou des torrents rapides. Incessamment dé-
blayés par l'aval et toujours enrichis de nouveaux éléments chimiques ou mécaniques par l'amont, ces galeries
et ces gouffres acquièrent rapidement un volume consi-
dérable et forment un réseau où circule l'eau, s'enfonçant
sans cesse à un niveau plus bas, jusqu'à ce qu'elle rencontre un niveau imperméable, niveau de base déterminé
par une formation compacte et non soluble dans l'eau
chargée d'acide carbonique, généralement des marnes
ou des calcaires marneux dans nos régions. On observe
donc en général une série de puits réunis par des galeries
plus ou moins horizontales, gagnant peu à peu le niveau
de base. Que se passe-t-il alors ? l'eau s'accumule et va,
en suivant horizontalement la formation qui l'arrête, res-
sortir au flanc d'une vallée, dans le point précis où af-
fleure la couche géologique imperméable au contact de
laquelle jaillissent toute une série de sources ; c'est ce
que l'on nomme un niveau acquifère. Dans le Jura, ces
niveaux sont les marnes du Lias, le Fullers-Earth à la
base de l'Oolithe, le Forest-marble au-dessus donne quelquefois aussi un niveau aquifère, mais le principal est
celui de l'Oxfordien ; puis viennent ceux de l'Astartien,
et enfin du Néocomien avec les marnes Valengiennes.
C'est au contact de ces différents terrains que jaillissent
toutes nos sources du Jura, dont l'abondance et la limpi-
dité sont si remarquables, mais ce sont de fausses sources.

En effet, à aucun moment de leur parcours souterrain, il n'y a de filtration possible. Il faut que la surface du sol où sont reçues les eaux fasse cet office, et cela ne se produit que quand il y a des forêts ou des prairies à terre épaisse, encore même dans ces cas peut-il y avoir contamination par les déchets humains ou les engrais. D'autre part, il est à peu près impossible d'arriver à connaître complètement le réseau souterrain en question, de façon à déterminer son bassin d'alimentation où l'on pourrait étudier les causes de contamination et les faire disparaître par des moyens appropriés. Il y a des anastomoses nombreuses entre des systèmes voisins, avec des changements de sens du courant à certaines époques et des modifications telles de régime qu'en général il est impossible d'arriver à une exactitude suffisante dans ce genre d'études.

Nous avons dit plus haut que les eaux qui, à Saint-Claude, arrivent à la Bienne par le Flumen et le ruisseau de l'Abîme sont, en temps de basses eaux, entièrement dues à la circulation souterraine. Elles jaillissent toutes sur le même niveau de base, l'Oxfordien mis à nu par l'érosion des eaux sauvages à la faveur de la dislocation locale des plis dont nous avons parlé tout à l'heure. C'est à ce même niveau que jaillit la source des Foules qui alimente Saint-Claude, et dont nous allons étudier méthodiquement tout le cours souterrain en remontant de la source au bassin d'alimentation. C'est cette étude que nous allons commencer maintenant.

La source des Foules est placée au fond d'un vallon profond, ouvert au midi, et dont les pentes sont couvertes de houx, de buis et de sapins : les parois de l'escarpe-

ment sont non seulement à pic, mais à peu près inacces-
sibles, en sorte que l'on ne peut guère y exploiter les
bois ; à leur pied, d'épaisses masses d'alluvions glaciaires sont recouvertes par des éboulis tombés du roc, gélif
et à nu sur beaucoup de points, qui les dominent.

Le captage primitif, celui de 1868-1871, comportait un
bouge de captage et une conduite d'eau de 15 centimètres.
Il ne paraît pas avoir été fait dans des conditions de
grande sécurité au point de vue de la contamination possible par les eaux superficielles, mais heureusement
celle-ci coulant dans une région complètement inhabitée,
les chances de pollution sont minimes.

En 1898, on fit un second captage, plus profond, pour
alimenter une seconde conduite de 20 centimètres, et on
en profita pour rectifier le précédent qui fut supprimé ;
on alla chercher l'eau plus profondément et on la pro-
tégea contre les crues du torrent voisin au moyen de bé-
tonnages assez étendus ; cependant, autant qu'on peut
le supposer, le captage n'a pas lieu au gisement géologique de la source, mais bien dans les éboulis. Nous
avons vu que, cependant, par suite des circonstances, la
contamination à la sortie est négligeable et c'est aussi
l'opinion de notre maître, M. le professeur Fournier. Il
fallait donc pousser plus loin et étudier le bassin d'alimentation de ces sources.

Ce bassin est au sommet des escarpements du Rauracien et de la série du Jurassique supérieur qui domine
le vallon des Foules. C'est un grand plateau ondulé courant à une altitude de 1.000 mètres environ, limité à
l'ouest par les rochers qui dominent la Combe de Tres-
sus et à l'ouest par une série de hauteurs qui commen-

cent au-dessus de Septmoncel et s'étendent jusqu'au voisinage de Lamoura. Il a une direction générale Nord-Est-Sud-Ouest. Lamairesse (14) dans ses intéressantes études sur le Jura au point de vue hydrologique, le réunit avec deux autres, celui de la Combe du Lac ou du Boulu (15) et celui des Molunes en un seul grand bassin fermé qu'il nomme bassin des Molunes et qu'au point de vue géologique, comme au point de vue hydrologique, il y a lieu de scinder en bassins secondaires. Il lui donne une superficie de 58 K. c. 68,40, et décompose son sol, au point de vue géologique, de la manière suivante :

Oxfordien (J²), 15 %.   Imperméable.
Jurassique supérieur, 50 %. — Perméable.
Supra-crétacé, 35 %. — En partie perméable.

Toutes les eaux de cette grande surface vont au Flumen, sauf une faible partie qui rejoint la Vabserine.

Le bassin qui nous occupe le plus spécialement est la portion la plus occidentale de cette large étendue et n'en représente qu'une partie que l'on peut évaluer au quart. En examinant une carte détaillée de la région, on voit qu'il y a deux bassins parallèles et indépendants, du moins à la surface, car une communication souterraine est au moins probable, — sur une carte géologique, le fait est encore plus frappant : il y a deux synclinaux de constitution géologique analogue séparés par un anticlinal, donnant, sur une direction perpendiculaire à leurs

(14) Lamairesse, *Etudes hydrologiques sur le Jura.*
(15) Dr Magnin, *Mémoires de la Société d'Histoire naturelle du Doubs*, n° 3, 1902.

axes, une coupe telle que celle-ci. On conçoit que les deux synclinaux parallèles de Chaux-Berthod et de Lamoura sont, avec leur fond imperméable d'Oxfordien (J^2) de gigantesques gouttières où se réunissent toutes les

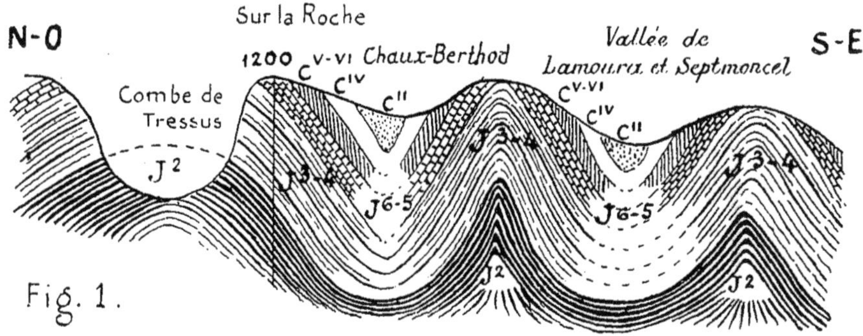

eaux absorbées par les calcaires perméables sus-jacents. Celui de Lamoura, qui transporte les eaux de Combe du lac à son débouché aux cascades de Flumen, celui de Chaux-Berthod à Montbrilland et aux sources du vallon des Foules.

Ce synclinal de Chaux-Berthod est brusquement interrompu, au-dessus de Saint-Claude par la profonde

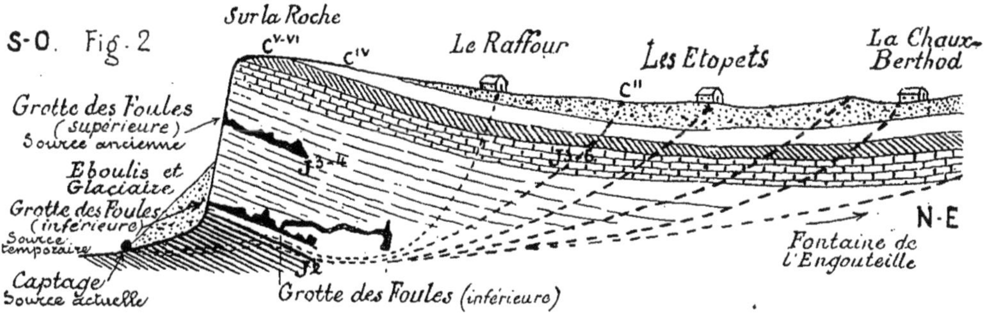

coupure dont nous avons signalé l'existence et où coule le Flumen, en sorte que c'est là que, forcément, s'écoule-

ront toutes les eaux qu'il a collectées ; si on le figure suivant son axe, on a la coupe ci-dessus, absolument sché-
matique et où les proportions ne sont point gardées.
Comparée avec la précédente qui lui est perpendiculaire,
elle rend bien compte de la tectonique du sol et rend
facilement compréhensibles les propositions que nous
avons exposées tout à l'heure.

Si, après ce coup d'œil général, on remonte la série
de Combes en question en commençant au lieu dit le
Raffour, on les trouve jalonnées d'entonnoirs les uns encore en pleine activité, les autres asséchés temporaire-
ment il y en a ainsi trois au Raffour, une douzaine aux
Eterpets, et six ou sept à la Chaux-Berthod. Il n'y a de
cours d'eau apparent que de petits ruisseaux qui sortent des tourbières et vont à peu de distance s'engouffrer
dans des entonnoirs. Les tourbières sont, en effet, placées sur le Valenginien, niveau imperméable, nous
l'avons vu, et ce n'est que quand l'eau, en coulant,
arrive sur les calcaires du Jurassique supérieur, qu'elle
disparaît dans le sol. Il est hors de doute que le
nombre des fissures qui passent inaperçues est bien plus
grand que celui que nous donnons. Tout à fait à l'extrémité de la Combe se trouve une fontaine dite de l'En-
gouteilla qui, après un court parcours aérien, disparaît
sous le sol. C'est elle qui est, sans doute, la plus longue
branche du réseau que nous étudions.

Aucun des entonnoirs que nous avons vu n'est de volume suffisant pour que l'on puisse y pénétrer, nous
avons donc dû limiter notre exploration à l'étude du
terrain. Nous avons cependant exploré deux gouffres à

l'ouest de la Combe, l'un n'a que 15 mètres, et l'autre 25 ;
si leur communication est probable avec les galeries de
drainage de ce plateau, elle n'est pas perméable à
l'homme.

Nous avons dû alors nous rejeter sur l'exploration de
deux grottes qui surmontent la source des Foules et qui
portent le même nom qu'elle. C'est un cas général que
l'on rencontre, par exemple, à la source de l'Orbe et à
la Grotte des Faux-Monnayeurs à Moûtiers (16), que
nous allons retrouver ici : la tendance des réseaux souterrains est de gagner toujours un niveau plus inférieur,
aussi est-il fréquent de rencontrer plusieurs grottes su-
perposées comme ici, la plus élevée ayant été la source
la plus ancienne, abandonnée ensuite pour une série de
sources de plus en plus basses, successivement abandonnées elles-mêmes, jusqu'à ce que l'eau sorte au niveau même de la couche imperméable la plus basse, où
alors elle s'épanouit en un certain nombre de petites
sources voisines, et se partageant l'eau qui coulait pri-
mitivement, en une masse unique ; il se forme ainsi et
successivement d'abord un delta vertical, puis, au contact du niveau de base, un delta horizontal. Les ou-
vertures supérieures, abandonnées, donnent accès dans
des grottes que l'eau emplit encore en temps de crues
comme c'est le cas, je l'ai constaté, pour la caverne des
Foules ; elles servent alors de trop plein. En explorant
ces grottes, on arrive souvent à retrouver tout ou partie
des trajets souterrains de l'eau. C'est dans cet espoir
que nous avons entrepris l'exploration méthodique et to-

(16) 1. Canton de Vaud. — 2. Vallée de la Loue (Doubs).

tale des deux cavernes en question, d'autant que les récits que nous entendions faire sur leur étendue nous
sollicitaient encore davantage, et il n'en était cependant
pas besoin, à les parcourir et à en lever les plans.

Arrêtés une première fois en octobre 1903 par le mauvais temps qui nous empêcha de trouver le chemin de
la grotte, nous y retournâmes quelques jours après avec
un guide habitant le pays, qui avait déjà exploré la
grotte et qui nous répéta les récits déjà entendus sur son
étendue, récits fort exagérés, comme on le verra. Ce
jour-là encore l'exploration ne put être complète, car
nous manquions d'une corde nécessaire pour atteindre
le fonds du gouffre dans la galerie de gauche.

En décembre, nous y revînmes une troisième fois, ac-
compagné par le Dr Maréchal, notre excellent compa-
gnon d'excursions en Franche-Comté, et du guide qui
nous avait conduit au premier essai d'exploration. Nous
avions, cette fois, une forte corde de 35 mètres bien
éprouvée et suffisante pour la descente relativement
courte que nous avions à opérer et le nécessaire pour
lever le plan de la grotte. La pluie, malheureusement,
avait un peu fait grossir les eaux et nous trouvâmes le
lac intérieur plus élevé qu'à notre première excursion.
Néanmoins, nous pûmes faire une exploration complète
et lever le plan de la grotte que nous publions ci-joint.
Comme on le voit, il y a deux galeries principales bran-
chées l'une sur l'autre, avec des couloirs et des avens
secondaires au plafond ou au plancher. La galerie d'entrée est très basse, surtout au début, elle est due au dé-
blayage d'un joint (17), et sa longueur est deux ou trois

(17) *Cf* plus haut, intervalle de deux strates.

fois supérieure, suivant les places, à sa hauteur. Elle conduit, par une pente assez rapide et remplie de gros blocs éboulés du toit, à une salle ovale, qui se continue à gauche par une galerie très déclive, à droite par une sorte de terrasse recouverte d'argile ; dans le plafond de celle-ci s'ouvre un puits de quelques mètres, où se trouve même placé un arbre facilitant la montée dans un cul-de-sac rempli de boue et qui est un point d'arrivée d'eau. Au delà la terrasse se continue par un couloir étroit où aboutissent aussi deux puits l'un au plafond, l'autre au plancher, c'est également un chemin d'arrivée d'eau et il est rempli de boue argileuse. La galerie de gauche continue à peu près la pente et la direction de celle d'entrée, elle est remplie par place de cailloux roulés et on n'y trouve plus beaucoup d'argile, ce qui indique qu'elle est un passage d'eau fréquent, en laissant à main gauche une nouvelle bifurcation, on continue la descente jusqu'à un petit lac ; ce n'est évidemment pas la fin : nous avons vu, à notre première visite, l'eau à un niveau inférieur de presque 1 mètre à celui que nous avons constaté depuis. De plus, si on lance dans l'eau une pierre suffisamment grosse, on entend, en prêtant l'oreille, celle-ci descendre beaucoup plus bas en roulant sur une pente rapide ; la faible hauteur de la voûte nous empêcha, malheureusement, de procéder à un sondage plus exact. C'est en colorant ce petit lac que M. le professeur Fournier (18) a constaté que la coloration passait dans les eaux du ruisseau des Foules.

(18) Fournier, *Etude sur les sources, résurgences et nappes aquifères du Jura franc-comtois. — Bull. Serv. Cart. Géol. fr.*, n° 89, t. XIII, 1901-1902.

Toute cette galerie est remplie de cailloux roulés indiquant un passage assez fréquent de l'eau. Il m'a été, en effet, donné deux fois, en avril, à la fonte des neiges qui a eu lieu rapidement, et en juin de cette année, après les gros orages de la première quinzaine, de voir une grosse cascade sortir de l'ouverture de la grotte. C'est donc nettement la branche ascendante d'un siphon qui ne fonctionne plus que d'une façon intermittente parce que l'eau, en temps ordinaire, s'écoule suffisamment par une ouverture inférieure.

La galerie de gauche que nous avons dépassée tout à l'heure et à laquelle nous revenons maintenant, est, elle, à peu près horizontale, presque sans pierres roulées, elle est faite de l'agrandissement de diaclases et elle est plus haute que large, interrompue en un point par un puits de 3 mètres où l'on peut facilement descendre, d'ailleurs ; elle conduit, après un parcours assez long, à un gouffre de 45 mètres de profondeur totale, à partir de la terrasse où arrive la galerie, mais qui n'est à pic que dans sa portion supérieure et se continue ensuite par une galerie en pente, très rapide il est vrai, et où on ne peut s'aventurer sans corde, terminée par un petit point d'absorption entre de gros blocs arrondis. Toutes les parois de ce gouffre sont enduites de l'argile rouge déjà rencontrée et tout porte à croire que ce n'est plus un gouffre d'où l'eau jaillit, mais, au contraire, un aven où elle est absorbée ; en communication cependant avec le système de galeries où circule l'eau au contact de l'Oxfordien.

Il nous fallait donc abandonner encore une fois l'espoir de rencontrer le ruisseau souterrain des Foules.

CAVERNE DES FOULES

GROTTE INFÉRIEURE

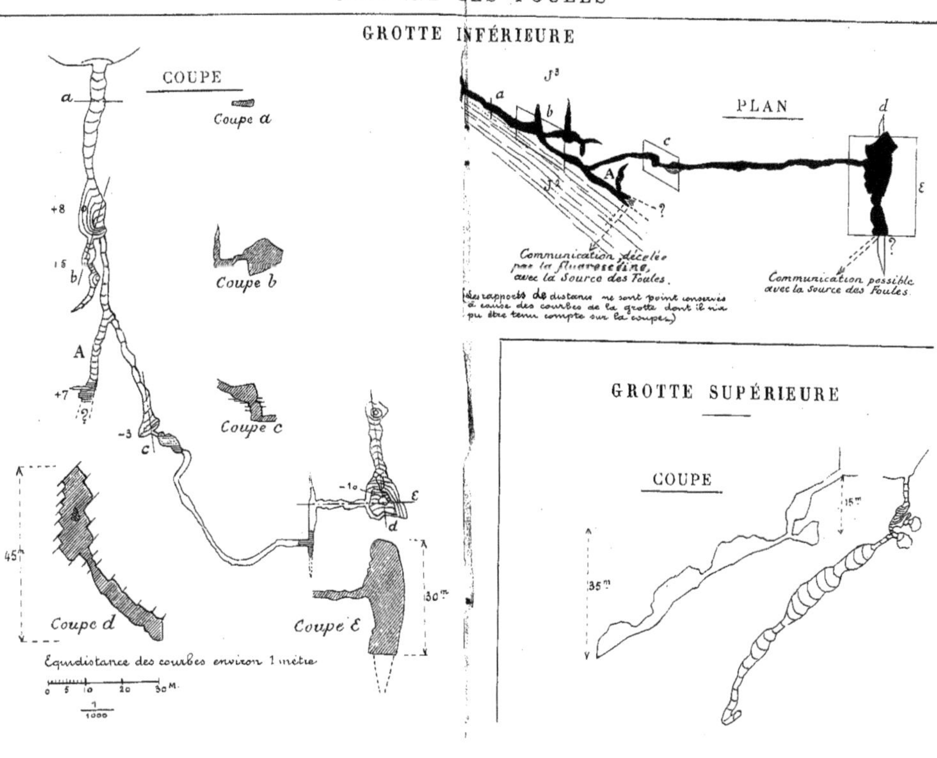

Nous ne perdîmes pas, cependant, courage et, le lende-
main, nous allâmes explorer une autre galerie située
beaucoup au-dessus de celle-ci dans la paroi à pic du
rocher. Nous dûmes, pour l'atteindre suivre une cor-
niche mi-boisée à mi-hauteur de l'escarpement Rauracien ; à un certain endroit s'y trouve un passage dangereux où nous dûmes nous corder pour passer, l'endroit étant rempli de débris meubles tombés du rocher
après la gelée. Nous atteîgnimes, après nous être frayé
un passage péniblement dans le taillis de buis, jusqu'à la
grotte supérieure. Nous en donnons également le plan
ci-joint : sans doute, elle a été reliée au réseau dont nous
nous occupons, mais depuis longtemps le remblayage
par l'argile rouge a bouché toute communication importante.

A la galerie inclinée, longue d'une dizaine de mètres
qui fait suite à la baie d'entrée, succède un gouffre de
8 à 10 mètres, où l'on descend facilement en s'aidant
d'une corde ; on arrive dans une première salle bien
déblayée artificiellement et où se trouvent encore
des outils rouillés et dont les manches sont pourris, des
fragments d'échelles ; on passe ensuite sur une sorte
de pont oblitérant un gouffre étroit et l'on descend 2
ou 3 mètres pour arriver dans une salle analogue,
également déblayée, de laquelle part un boyau sale et
bas qui conduit dans une galerie longue d'environ 100
à 125 mètres, et constituée par une série de salles re-
liées par des boyaux étroîts et bas. Partout on relève
les traces d'un travail persévérant et opiniâtre, ayant
eu pour résultat de déblayer dans toute la longueur de
la grotte une tranchée allant jusqu'au roc du plancher

à travers la couche épaisse d'argile rouge qui le recouvre.

Les seuls renseignements que nous avons pu avoir sur ces travaux est qu'ils sont dus à des Lyonnais qui ont passé trois mois dans cette grotte où ils couchaient et travaillaient, n'en descendant que pour aller aux provisions ; on n'a pu m'expliquer dans quel but fut entrepris ce déblaiement, leurs auteurs en faisaient un secret jalousement gardé.

L'étendue et la position de ces deux grottes explorées par nous et leur caractère net de résurgences jurassiennes, l'une abandonnée totalement, l'autre fonctionnant d'une façon intermittente au moment des grandes chutes d'eau ou de la fonte des neiges, montrent bien qu'elles font partie du réseau suivi anciennement par les eaux du plateau, qui actuellement, circulent dans un étage beaucoup inférieur. Cependant, au moment des crues, une partie des galeries, habituellement sèches, de la caverne inférieure des Foules est remplie d'eau, et cette eau, faisant le rinçage de toutes les boues et poussières déposées pendant la sécheresse, sont sujettes à se contaminer par un mécanisme nouveau déjà signalé (19), dans d'autres réseaux souterrains du Jura (Arcier. Lac de l'Abbaye), et dont l'importance n'est pas du tout négligeable.

L'exploration du terrain ne nous avait pas donné la preuve *palpable* de la communication des eaux avec les entonnoirs du plateau, tout en la faisant infiniment probable. On va voir que la bactériologie et la méthode des colorations ont été plus heureuses.

(19) Prieur, thèse 1895 ; Maréchal, Fournier, Martel, Janet et Braud.

III

ANALYSES. COLORATIONS. TOPOGRAPHIE.
STATISTIQUE.

Analyses. — Les premières analysès dont nous ayons les résultats sont dues au Comité consultatif d'hygiéne ; elles datent de 1896 (20). En voici le détail :

N° 1107, 12 août 1896.

Analyse chimique :

Matière organique en Oxygène, sol. acide.	3,250
— — alcaline.	3,000
— en acide Oxalique, sol. acide	25,610
— — alcaline.	23,640
Oxygène dissous, poids	8,875
— volume	6,205
Ammoniaque et ses sels.	traces
Azote des matières albuminoïdes	0
Nitrites.	0
Nitrates	traces
Acide phosphorique	traces
— sulfurique	traces
Chlorure de sodium	3,6
Silice	0
Chaux	0
Magnésie	»
Résidu à 110 degrés	»
— calciné	9
Perte au rouge	»
Degré hydrotimétrique	»
— total	17,5
— permanent	4,5

(20) *Bulletin des travaux du Comité consultatif d'hygiène de France*, 1901.

Analyse bactériologique.

Germes par centimètre cube quinze jours avant la numération 950.

Espèces : Micrococcus versicolor.
—   ureæ.
Bacterium termo.
Bacillus subtilis.
—   fluorescens.
—   liquefaciens.
—   fluorescens putridus.
—   putridus.
Colibacille.

Conclusion : Mauvaise ; à rejeter pour l'alimentation.

No 1156, 13 novembre 1896.

Analyse chimique :

Matière organique en oxygène, sol. acide.	1,000
— — alcaline.	1,000
— en acide oxalique, sol. acide.	7,888
— — alcaline.	7,888
Oxygène dissous en poids	10.500
— volume	7,340
Ammoniaque et ses sels	faibles traces
Azote de matières albuminoïdes	»
Nitrites.	0
Nitrates	0
Acide phosphorique	très faibles traces
— sulfurique	3,4
Chlorure de sodium	2,4
Silice	3,0
Chaux	86,2
Magnésie	10,1
Résidu à 110 degrés	185,0
— calciné	177,0
Perte au rouge.	7,4
Degré hydrolimétrique	1,
— total	18,0
— permanent	3,5

Analyse bactériologique.

Germes par centimètre cube quinze jours avant la numération 272.

        Espèces : Levure blanche.
                Micrococcus aurantiacus.
                Bacillus luteus.
                —   ubiquitus.
                Bacterium termo.
Conclusions : Eau excellente.

Voici donc deux analyses, de la même année absolument contradictoires. Cela, d'ailleurs, est en concordance avec les idées que nous avons exprimées à plusieurs places dans le cours de cette étude, et avec ce que nous savons du régime changeant des eaux dans les terrains calcaires des montagnes du Jura.

En 1900, la persistance de l'épidémie suggère à M. le Dr Fiessinger l'idée d'une nouvelle analyse : le résultat fut positif au sujet du bacille d'Eberth et du **Bacillus Coli** ; elle n'a pas été publiée, du moins n'en avons-nous trouvé que la mention ; à ce moment-là, les eaux étaient troubles après les grandes pluies.

M. Roux, directeur du laboratoire d'hygiène de la ville de Lyon, a fait l'analyse d'échantillons d'eau de Saint-Claude, il n'a pu nous communiquer le détail des résultats, qui avait été égaré, mais nous a assuré qu'il avait été positif, autant qu'il se souvenait : le fait est affirmé par M. le Dr Fiessinger.

A notre tour, nous avons fait des prélèvements et voici le résultat des analyses du Dr Maréchal, chef de travaux pratiques de Bactériologie à l'Institut botanique de Besançon, qui est chargé des analyses d'eau dans la région :

Source des Foules, le 13 novembre 1903. 5 heures soir.

580 bactéries par centimètre cube.

    Bacillus Coli. . . . . . . résultat négatif par cultures.

    —   Eberthi . . . .   —   —

    Autres bactéries pathogènes.   —   —

Inoculation des cobayes. Résultat négatif.

Espèces suspectes : Bacillus violaceus assez nombreux.

Saphoplytes ordinaires : Bac. subtilis, Micrococcus luteus, aurautiacus, guttatus.

Borne-fontaine de la ville, 13 novembre, 10 heures du soir.

385 bactéries par centimètre cube.

Mêmes résultats que pour la source des Foules au point de vue qualitatif.

    Espèces reconnues : Bacillus violaceus.

                 —   viridis.

           Bacterium termo nombreux.

Conclusions : Eau très légèrement suspecte et que rien dans l'analyse ne peut faire rejeter.

La quantité des *nitrates* est de 3,5 par litre, ce qui ne présente rien d'inquiétant non plus.

Enfin, un nouvel échantillon de 3 litres fut prélevé par nous dans une maison de la ville et envoyé à Lyon pour être examiné au laboratoire d'hygiène de la Faculté (21) de médecine de Lyon, par le procédé Cambier, l'analyse n'a pas décelé le *Bacillus Eberthi*.

Tous ces résultats sont, on le voit, absolument contradictoires, mais cela n'est pas surprenant le moins du monde : c'est la règle pour une source alimentée par des calcaires fissurés.

On ne s'est pas borné, d'ailleurs, à des analyses bactériologiques : on a tenté de colorer les eaux de la source par leur bassin d'alimentation.

(21) 16 juin 1904, 9 heures du matin.

Colorations. — Le 30 octobre 1902, M. Cadenot, professeur au collège de Saint-Claude et conseiller municipal de cette ville : colorait à la fluorescéine les eaux qui s'engouffrent dans les entonnoirs placés à la sortie du lac de la Combe ou lac près de Lamoura. Comme on le prévoyait, d'après la pente des couches et la structure géologique du terrain, la coloration est allée sortir aux cascades de Flumen dans la vallée du même nom, au point où l'Oxfordien, en affleurant, fait émerger les eaux profondes. Le trajet souterrain avait duré du 30 octobre au 9 novembre, l'eau ayant parcouru ainsi 1 kikilomètre environ par jour.

Le 23 juin 1904, grâce au concours obligeant de M. le sénateur Vuillod, maire de Saint-Claude, qui mit à notre disposition 4 kilogramme sde fluorescéine, nous fîmes une coloration dans un entonnoir qui se trouve tout à l'extrémité nord-est de la Chaux-Berthod, et dans lequel s'engouffrent les eaux d'un petit ruisseau qui sort du glaciaire à quelques centaines de mètres en amont. Le débit étant minime (environ 1/2 litre à la seconde, nous fîmes une coloration lente, pour laquelle nous employâmes 4 kilogrammes de fluorescéine, fournis par la Municipalité de Saint-Claude, qui dura de 11 heures du matin à midi et demie.

La teinte verte n'a pas encore apparu à la source des Foules quatre semaines après. Il ne faut pas s'en étonner, étant donné la longu edistance à parcourir sous terre (12 km.) et la faible quantité des eaux qui a diminué encore depuis un mois, par suite de l'absence totale de précip'tations atmosphériques abondantes. La coloration est emmagasinée dans un de ces réservoirs si fréquents dans le sous-sol calcaire et elle reviendra au jour à l'occasion de la prochaine crue des sources.

Topographie. — Si on reporte, sur une carte de Saint-Claude, comme on l'a fait à la mairie, les cas de fièvre typhoïde mentionnés par la statistique, on les trouve tous répartis dans certains quartiers et certaines maisons. Ce quartier est celui qui, sur notre plan, est ombré en rouge : c'est là que l'on a fait en 1895 et 1896, au moment de la grande épidémie, des travaux pour la construction des égouts et, avec les terres ainsi extraites, le nivellement de deux places avoisinantes. Cet endroit de la ville est relativement bien nivelé et l'eau n'y a pas d'écoulement, les maisons y ont, pour la plupart, des fosses ou des puits perdus. Le sous-sol est formé de salles et argiles glaciaires reposant sur l'Oxfordien et constituant un terrain imperméable à une faible profondeur. L'eau y est amenée par une conduite particulière quittant la conduite principale en haut de la rue de la Poyat en pente, elle, et dans laquelle les eaux s'écoulent facilement ; il n'y a, pour ainsi dire, pas ou de cas ailleurs que dans le quartier que nous venons de décrire ; les faubourgs sont indemnes, bien qu'alimentés par la même eau.

On voit quel rôle prépondérant on se trouve amené à attribuer à la constitution et à la pente du terrain, ainsi qu'aux travaux qui l'ont remué et exposé à l'air, permettant aux germes qu'il contenait la diffusion par le vent et les eaux errantes. On est conduit à admettre que ces causes réunies d'infection ont joué le rôle de causes

SAINT-CLAUDE

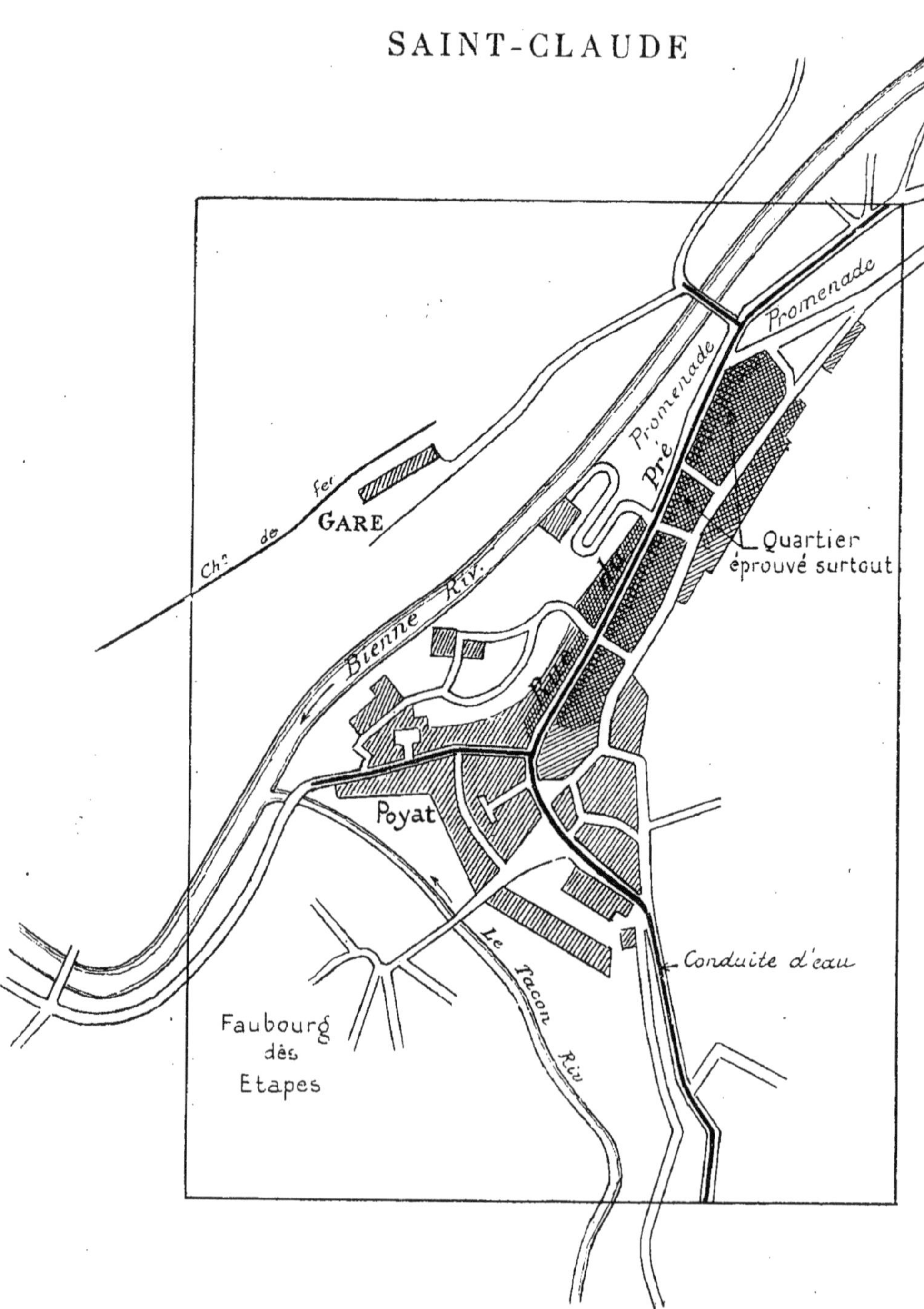

prédisposantes et ont favorisé dans une large mesure l'action des bacilles contenus, à certaines époques, dans les eaux.

Nous nous réservons, d'ailleurs, de revenir sur cette question dans la discussion qui suit ; mais, auparavant, nous allons citer quelques données statistiques que nous avons pu recueillir :

Statistique. — Statistique de la Mairie de Saint-Claude :

1896	270	morts ou	2,25	0/0 de la population dont	15	par F. T.
1897	224	—	1,86	—	7	—
1898	249	—	2,07	—	8	—
1899	270	—	2,25	—	11	—
1900	296	—	2,41	—	10	—

M. le Dr Fiessinger parle dans un article récent (22) de cent cas de typhoïde par ou avec une mortalité de 1/10. Ces deux statistiques sont en contradiction absolue, il n'y a donc rien encore là qui puisse nous guider sérieusement dans notre étude. C'est donc uniquement sur la topographie et l'étude géologique du terrain qu'il faut compter pour arriver à une solution : nous allons essayer d'y parvenir.

(22) *Médecine moderne*, 21 mai 1902.

IV

DISCUSSION

Les études que nous venons de faire sur l'eau de la
source des Foules prouvent, d'une façon absolue, que
de par leur origine, tout en étant bonnes en temps habi-
tuel, comme le prouvent certaines analyses (23), elles
sont susceptibles d'être gravement contaminées à ce. -
taines époques, comme le montrent d'autres analyses.
Sans doute, on n'y a jamais trouvé, dans les analyses
que nous avons pu réunir, le bacille typhique, mais on
y a rencontré le Bacillus Coli (24), et l'on sait que beaucoup d'auteurs admettent qu'il n'y a pas de différence
absolue entre ces deux espèces qui peuvent se transfor-
mer l'une dans l'autre (Colibacilles Eberthiformes). On
y trouve aussi une notable quantité de nitrates et nitrites (25), et de matières organiques ; Or, « si les eaux riches en matières organiques, mais pauvres en ferments
vivants sont incapables de déterminer par elles-mêmes
une maladie spécifique, elles peuvent néanmoins, en pla-

(23) Analyses, Comité consultatif d'hygiène, Fiessinger,
Roux.

(24) Analyses. Comité consultatif d'hygiène, Maréchal.

(25) Analyses, Comité consultatif d'hygiène.

çant l'individu dans des conditions défavorables, diminuer sa résistance, préparer le terrain à l'infection (26). »
Comme toutes les eaux de provenance analogue, issues
du réseau fissuré des terrains calcaires, l'eau de Foules est une eau : *à accidents*. Elle est bonne en temps
ordinaire, mais elle peut être contaminée à la suite de
grandes pluies, comme le prouve ce fait qu'elle se trouble après les grandes périodes de précipitations atmosphériques ainsi que nous l'avons constaté, par exemple, le 10 juin de cette année. Il faut, en effet, se représenter le cours d'un ruisseau souterrain, ainsi que le
montrent les plans de ces mémoires, et comme nous
avons pu le constater à maintes reprises dans nos explorations souterraines avec notre maître M. Fournier,
il faut se le représenter, disons-nous, comme composé
d'une foule de galeries, de fissures communiquant en-
semble et cependant placées à des niveaux très différents. En certains points, il y a des poches d'eau, qui ne
communiquent pas avec le courant en temps de sécheresse, et dont l'eau et la vase constituent un milieu de
culture parfait, à l'abri du soleil, à température constante et modérée. A l'occasion de la première crue, tout
cela va se déverser d'un seul coup dans le courant, peu
contaminé jusque-là, (car il suivait une voie sans cesse
lavée par une eau nouvelle à translation rapide), et dont
on ne se défiait pas. Voilà le danger imprévu, subit et
très grand. A ce moment-là (Arcier, Saint-Claude), il y
a un trouble des eaux qui dénote ce rinçage des con-
duits intermittents. Si l'on fait des prélèvements en sé-

(26) Arnould, *Traité d'hygiène.*

rie, on constate une crue microbienne (Cf. Maréchal. *Etude Bact-Eau Arcier)*, faisant suite à la crue de la source. Et si l'on associe aux données précédentes, celles de la morbidité par infection, on constate aussi une recrudescence de maladies à origine hydrique.

La contamination par l'eau de boisson qui a été prouvée par des analyses nombreuses (27), ne me paraît pas être la seule possible ; il y a des mécanismes différents et c'est leur étude que nous allons entreprendre maintenant, car, particulièrement dans le cas qui nous occupe, ils paraissent avoir joué un grand rôle.

Dans une intéressante monographie sur la fièvre typhoïde à Besançon, M. le Dr Coutenot (28) met en valeur le grand rôle de la contagion par l'eau et se demande si le B. Termo (29), par exemple, vivant dans la vase et la boue, ne pourrait devenir *Bacillus typhosus*, dans certaines conditions. Il cite plusieurs cas assez remarquables. Le premier est celui d'une famille où trois enfants sont atteints de fièvre typhoïde, on accuse l'eau de la citerne et on y trouve deux placentas de vaches : la citerne était en usage depuis peu, et il n'y avait eu aucun cas de fièvre typhoïde dans le village où, d'ailleurs,

(27) Voir dans *Traité de médecine* de Bouchaud et Brissaud l'article de Chantemesse sur la question et la liste des résultats positifs dans les épidémies de Cluny (1887), Greiswald (1887), Sezanne (1887), Coïmbre (1887), Saint-Brieuc (1888), Bucharest (1889), Cherbourg, Mirande, Chatellerault, Melun (1889), Givet (1889), Odessa (1889), Lyon, Quimper (1888), Saint-Cloud, Ec. Normale (1889), Alger (1891), etc...

(28) Dr Coutenot, *Fièvre typhoïde*, Besançon, Jacquin, 1892.

(29) Signalé dans plusieurs des analyses citées. *Cf* plus haut.

elle est fort rare. La putréfaction paraît avoir joué un grand rôle. Dans sa troisième pièce justificative, il relate une série de cas où l'eau, le lait, étant purs, on n'a pu attribuer des épidémies de salles ou de maisons qu'à l'air : Caserne de la Visitation, (salle voisine des cabinets). Manoir du Refuge : Les filles repenties habitaient sur une cour au centre de laquelle était un puisard mal entretenu, elles sont malades, et les orphelines, qui boivent la même eau et absorbent la même nourriture, sont indemnes, car elles habitent un autre corps de logis. La suppression du puisard a fait cesser absolument les cas de typhoïde. Enfin une dame qui, allant chez une ouvrière, la trouva morte de la fièvre typhoïde, demeura un moment près d'elle puis s'en fut à la campagne où elle fit une fièvre typhoïde grave qui dura trois mois !

A côté de ces faits, nous relaterons aussi un cas de contagion directe : Une femme de ménage de Saint-Claude emportant, pour les laver, des linges souillés par un typhique, dans un quartier de la ville où il n'y en a pas en temps ordinaire, prenant la maladie et y succombant.

Le terrain aussi, dans certaines conditions, joue un rôle reconnu. On sait que Pettenkoffer a expliqué ainsi la production de la fièvre typhoïde à Munich, et les variations saisonnières : c'est la Grundwasser théorie : La nappe souterraine supérieure du sol est sujette à certaines variations de niveau en rapport avec les pluies : si cette couche s'abaisse par suite d'une sécheresse, elle dépose dans le sol comme sur un filtre une quantité de microbes qui, assez proches encore de la surface du sol pour ne pas manquer d'oxygène (bien que le bacille typhique soit anaérobié facultatif) sont cependant dans un milieu où la température est constante et la lumière du soleil ne peut les détruire. C'est ce milieu qui contamine plus ou moins directement l'air et l'eau que consomment les habitants de la ville. On peut même faire jouer un rôle de transport aux vers de terre ou autres animaux terricoles, qui ont joué un si grand rôle dans la contamination des prairies de Beauce par les bactéries charbonneuses des cadavres, enterrés cependant. (Pasteur, *Champs maudits.)*

MM. Rollet, Magnin et Roux (30) ont admis un mécanisme analogue pour la contamination des puits de certains quartiers de Lyon, dont le sous-sol est de sables d'alluvions, dans lesquels circule au moment des crues du Rhône un véritable fleuve souterrain qui contamine les puits en y diffusant le contenu des fosses et puisards voisins, non étanches. A côté de ces faits, nous citerons les plans et études de M. le Dr Guillemot (31) inédits, et qui prouvent la diffusion de l'épidémie, dans certaines casernes, à proximité de points où l'on a remué la terre des égouts ou de ceux où l'on en avait fait des dépôts ; enfin dans des chambrées où il y avait des émanations de fosses d'aisance.

Ne pourrait-on, dans tous ces cas, admettre que l'air chargé de miasmes a exalté la virulence du colibacille qui vit normalement dans l'intestin humain et lui a facilité la production d'affections typhiques ou typhoïdes graves ?

Certains médecins militaires ont mis aussi en lumière le rôle du surmenage des hommes à certaines époques,

(30) Voir Bibliographie.
(31) Médecin-major de 1re classe au 60e de ligne.

et M. le médecin-inspecteur Kelsch a pu dire à l'Académie de médecine, répondant à un rapport sur l'alimentation en eau potable des garnisons :

« Quand toutes les casernes seront pourvues d'eaux de source, ou d'appareils stérilisateurs parfaits, on verra certainement beaucoup moins de cas de fièvre typhoïde qu'aujourd'hui, mais il y en aura encore : ils seront dus à des causes qui, pour être moins en vue que la contamination, ne méritent pas moins d'être prises en considération : tels sont le méphitisme des fosses d'aisance, l'infection du sol souillé par des infiltrations putrides, la mauvaise canalisation et l'engorgement des égoûts, les travaux de terrassement entrepris en temps inopportuns, les poussières accumulées, enfin et surtout, l'encombrement et le surmenage. »

Dans les *Annales d'hygiène publique et de Médecine légale* du mois de février 1904, le Dr Noël signale le fait suivant : Un régiment A, avec un entraînement intensif, fait les mêmes manœuvres qu'un régiment B, qui s'est reposé depuis ses tirs. A un moment donné, ces deux régiments formant brigade, cantonnent dans une commune où l'eau de deux puits est épuisée au bout de deux jours (3-4 septembre). Le 7, il y a des malades au régiment A. Embarras gastrique et courbature fébrile. Le 10, il y a aggravation, une seule compagnie fournit vingt malades, il y a soixante fièvres typhoïdes graves ou légères dans le régiment A, qui évacue cent vingt hommes alors que le régiment B n'en a que quinze et qu'il n'y a pas un seul réserviste atteint. Ceci a la valeur d'une expérience, l'eau ne peut être mise en cause, puisque tout le monde en a bu.

Voilà donc un certain nombre de cas où la préparation du terrain par le surmenage ou par le méphitisme des locaux habités a été la cause prépondérante.

On peut ne pas admettre, malgré tout, que le germe ramené à la surface du sol, puisse être diffusé dans l'air et absorbé, cependant il y a des preuves du contraire :

Sicaud *(Lyon med.,* 1892) faisant expirer des typhoïdiques dans l'eau stérile y décèle des bacilles typhiques.

Dans une épidémie à Jitomir (Hongrie), l'analyse des poussières de caserne par Chur décèle 14 millions d'organismes par gramme.

Inversement, en faisant barboter dans des cultures de bacille typhique, d el'air, il entraîne des germes.

Cela semble prouver un mode de contamination rare, sans doute; mais possible.

Il y a enfin un autre point de vue sur lequel nous voulons insister ; n'y a-t-il pas possibilité de contamination, par le sous-sol, des conduites qui le traversent ?

Si l'on se représente, en effet, la position d'une conduite d'eau à Saint-Claude en particulier, on voit qu'elle est reçue par une tranchée creusée dans un terrain imperméable (Oxfordien et Alluvions glaciaires) et comblée par des matériaux meubles : l'eau circule dans cette tranchée autour de la conduite : que l'on suppose un joint avec un défaut ; il y en a certainement (le joint est fait d'une corde goudronnée, forcée dans la partie élargie où vient s'emboîter l'extrémité de l'autre tuyau, et assurée par une rondelle de plomb enfoncée à coups de maillet), si la pression diminue ou devient nulle dans la conduite, on peut fort bien concevoir une pénétration des germes. Dans la partie de Saint-Claude où il y a le plus eu de cas, la pression est certainement basse et la vitesse ralentie, car c'est le quartier de la ville le plus élevé et l'extrémité d'une des conduites. Le ralentissement de la vitesse d'écoulement y peut, en outre, favoriser la pullulation des germes en permettant plus facilement l'élévation de la température de l'eau. Or, M. le professeur Causse (*Hydrologie,* 1904) s'exprime ainsi à ce sujet : « La température est le facteur principal de l'infection des eaux de pureté organique moyenne. Ces eaux, qui représentent la grande classe des eaux dites potables, doivent, pour conserver leurs qualités hygiéniques, être maintenues à une température inférieure à 10 degrés, si l'on veut éviter les infections. Au-dessous de 10 degrés, il y a vie anaérobie et eau pure par oxydation de la matière organique. Au-dessus, il y a développement des bactéries et vie aérobie. La matière organique est contenue dans le carbonate de chaux qui se fixe sur les parois des conduites jamais nettoyées. »

Nous nous autoriserons de toutes ces opinions que nous avons citées pour asseoir nos conclusions relatives à la question de la fièvre typhoïde à Saint-Claude.

Nous admettons comme probable la contamination intermittente des eaux, sinon par le bacille typhique (puisque je n'ai pu trouver d'analyse où sa recherche fût positive), en tous cas par le bacillus Coli. La question est peu différente, d'ailleurs, puisque l'on admet (Ecole de Lyon), que le bacillus Coli n'est qu'une forme atténuée du bacillus typhosus. Cette contamination a été, semble-t-il, bien nettement observée en 1896 à l'origine de l'endémo-épidémie actuelle.

A côté de cette contamination intermittente des eaux,

nous ferons jouer le plus grand rôle dans la production
des cas de fièvre typhoïde à l'insalubrité de certaines
maisons où se trouvent réunies toutes les conditions pro-
pres à favoriser l'éclosion de la maladie et l'exaltation
de la virulence des germes atténués, et c'est pour cela
que nous sommes entièrement partisan, comme M. Vuillod, d'une amélioration de la voirie par le tout-à-l'égout
au moyen de fosses septiques.

Il est évident que ces conclusions sont sujettes à être
revisées, car le temps nous a fait défaut pour aller, sur
place, étudier, pendant une longue période, le régime de
ces eaux (32). Quel que soit, cependant, le résultat des
études que ceux qui reprendront la question, après nous,
obtiendront, nous doutons qu'ils puissent éliminer les
données étiologiques liées au terrain, sur lesquelles nous
avons appelé l'attention.

Il nous a semblé que l'on avait été trop simpliste en
attribuant toujours à l'eau de boisson le rôle prépondérant, au point de faire oublier tout le reste, et nous se-
rions heureux que cette étude imparfaite fût l'occasion
de nouveaux travaux sur le rôle des moyens de contamination autres que l'eau, dans la diffusion du germe typhique. Certainement, ces conclusions vont à l'encontre
des idées reçues, nous espérons que l'on voudra bien
nous pardonner leur hardiesse en ayant égard à leur
sincérité.

(32) Nous y sommes néanmoins demeuré en tout quatre
mois. Mais nous manquions de l'installation bactériologique
qui nous eût permis des analyses fréquentes.

CONCLUSIONS

I. La Source des Foules est alimentée par l'eau qui
vient des entonnoirs de la Chaux-Berthod et des Eterpets.

II. L'eau de la source des Foules est susceptible d'être
contaminée à certaines époques.

III. La mauvaise hygiène des maisons de certains
quartiers au point de vue de l'évacuation des eaux usées
a eu la plus grande influence dans la production et la
répartition des cas de fièvre typhoïde à Saint-Claude, en
créant l'infection permanente du sol.

INDEX BIBLIOGRAPHIQUE

ALLIX, L'eau potable et la fièvre typhoïde, 1887.

AGOSTINI (de) et MARINELLI, Studie idiografica nel baccino della Pollacia riv. (Geogr. Ital., mai 1894).

ARLOING, Sur le projet d'amélioration et d'extension du service des eaux de la ville de Lyon.

ARNOULD, Nouveaux éléments d'hygiène, 4ᶜ édit., 1902.

AUSCHER, L'art de découvrir les sources et de les capter, Paris, J.-B. Baillère et fils, 1899.

BECHMANN, Salubrité urbaine, distribution d'eau, assainissement, Baudry, 1888.

--- Cours d'hydraulique agricole et urbaine. Cours autographe des Ponts et Chaussées, 1895.

BELGRAND, Les Eaux, Paris, in-8, 1875.

BOURSAULT, Recherche des eaux potables et industrielles, Paris, 1900 (A. M.).

BOYD-DAWKINS Cave hunting, London, in-8, 1874.

BROËCK (Van den), Dossier hydrologique du régime aquifère en terrain calcaire (Bull. Soc. Bel. Geol., avril 1901).

— Sources de la Modave et projet du Hoyaux (Ibid., 1887).

— et RUTOT, Etude sur les galeries alimentaires de Liège (Ibid., 1887).

BROUARDEL et GILBERT, Traité de médecine, art. Typhoïde.

BROUARDEL et THOINOT, La fièvre typhoïde. 1895.

Carte Etat-Major, feuille Saint-Claude.

— géologique, feuille Saint-Claude.

— géologique au 1,250000, Carrés, Dijon, Berne.

— à 1/100000 intérieur, feuille Gex.

CAUSSE, Hydrologie, Paris, Rudeval, 1904.

CHABAL, Les filtres à salle et la fièvre typhoïde.

CHAMBERLIN, The requisite and qualifying conditions of Artésiaus, Wells (Un. St. Géol. Surw., Washington, 1883-1884).

COURMONT (J.), Précis de bactériologie, 2e édit., 1903.

DAVY-MARIÉ, Les eaux potables. Génie civil, 1884-88, Paris.

DAUBRIE, De l'origine et de l'existence des eaux souterraines qui se meuvent souvent à une faible profondeur (Bull. Soc. géol. Fr., VI, 473).

— Les eaux souterraines aux époques anciennes et à l'époque actuelle, Dunod, in-8, 1887.

DELANOUE, Les eaux ordinaires, 1854.

DELÈNE, Recherches sur l'eau dans l'intérieur de la terre (Bull. Soc. Géol. Fr., 2e série, IX, p. 42.

DESOR, Sources du Jura (Revue Suisse, XXI).

DEVILLE (Sainte-Claire), Sur la nature et les eaux de France (Bull. Soc. géol. fr., 2e série, IX).

DUCLAUX, Travaux des années 1899-1900 sur les eaux de l'Arve et de la Vanne, Paris, 1901.

— Ecole de Munich et Ecole de Berlin, An. In. Past., 1890.

ENGLEBERT, Sources naturelles, 1887.

ETALLON, Esquisse géologique des environs de Saint-Claude.

FIESSINGER, Journal des Praticiens, Paris, 28 septembre 1901.

— Médecine Moderne, Paris, 21 mai 1902.

FOURNET, Hydrologie souterraine (Acad. Sc. de Lyon, 1858).

FOURNIER, Structure des réseaux hydrographiques souterrains (C. R. Acad. des Sc., 1902).

— Etude sur les sources, résurgences et nappes aquifères du Jura franc-comtois (Bull. Serv. Cart. géol., n° 89).

— Etudes sur les projets d'alimentation, le captage, la recherche et la protection des eaux potables (Ibid., n° 94).

— Etude sur la tectonique du Jura franc-comtois (Bull. Soc. géol. fr., 4° série, 1901, t. I).

FOURNIER et MAGNIN, Recherches spéléologiques dans la chaîne du Jura (Spélunca, 1899-1903, 1re, 2e, 3e, 4e, 5e campagnes).

FOURNIER et MAGNIN, Sur la vitesse d'écoulement des eaux souterraines (C. R. Acad. Sc., avril 1903).

FUGGER, Quellen am Untersberg (Cl. alp. all. autr., 1880).

GUICHARD, La question des eaux potables devant les municipalités, Gauthier-Villars, Masson, 1902.

HOPTKINSON, Water and Watersupply, 1891.

IMBEAUX, Alimentation en eau et alimentation des villes, 1902.

JANET, Captage et protection des sources d'eau potable (Bull. Soc. géol. fr., XXVII, 532, 1900).

KOENIG, Répartition des eaux au-dessus, sur et dans le sol et l'origine de la nappe phréatique, avec une critique des théories actuelles des sources, Leipzig, Costenoble, 1901.

KRAUSS, Hohlenkunde, 1894.

LAFFINEUR, Hydraulique et hydrologie souterraine, in-12, Paris, 1882.

LAUNAY (de) et MARTEL, Sur quelques questions relatives à la géologie des grottes et des eaux souterraines (Bull. Soc. géol. fr., XIX, 142.

— Géologie pratique, A. Colin, 1900.

LAMAIRESSE, Etudes hydrologiques sur le Jura, 1874.

MAGNIN, Communication sur les sources vauclusiennes à la Soc. emul. du Doubs, t. IX, 1894.

— Les lacs du Jura (Ann. géogr., 1894).

— Hydrographie souterraine, sources vauclusiennes, eaux d'alimentation, Soc. h. n. Doubs, 1902.

MALMEJAC, L'eau dans l'alimentation, 1902.

MARCHOUX, Epidémie de fièvre typhoïde dans les troupes de la marine à Lorient, Paris, 1887.

MARÉCHAL, Etude sur quelques bassins fermés du Doubs (Spelunca, n° 27, 1900).

— Etude bactériologique des sources d'Arcier (Soc. h. n. Doubs, 1902).

Maréchal, Régime bactériologique des sources vauclusennes dans l' Doubs (Soc. h. n. Doubs, 1903).
— Les eaux d'alimentation dans le département du Doubs (th. Besançon, Jacquin, 1903).

Martel, Les abimes, Delagrave, Paris, in-4, 1894.
— Sur la contamination des sources des terrains calcaires (C. R. Acad. Sc., 21 mars 1892).
— Applications géologiques de la spéléologie (Ann. mines, 1896).
— La Spéléologie, C. Scientia, 1900.

Mesnil (du), Les eaux de boisson et la typhoïde (Ann. hyg., 2, XXV).

Miquel, Manuel d'analyse bactériologique des eaux, 1891.

Miron, Les eaux souterraines, Gauth.-Villars, Masson, 1902.

Monod, Rapport officiel sur l'instruction des projets de captage et d'adduction, etc., Paris, 1900.

Ogérien (Fr.), Géologie du Jura, 1867.

Paramelle (Abbé), Art de découvrir les sources, 1896 et 1886, 3e édit.

Parandier, Bassins fermés du Jura (Bull. Soc. géol. fr., t. XI, 1883).

Prieur, Les épidémies de fièvre typhoïde à Besançon, 1895.

Progrès de Lyon (journal), Articles d'hygiène de M. le professeur J. Courmont.

Progrès du Jura (journal), Articles de M. le sénateur Vuillod, 1896-1904.

Riche, Etudes stratigraphiques sur le jurassique inférieur du Jura méridional.

Rollet, Rapport sur l'épidémie de fièvre typhoïde qui a régné aux mois d'avril et mai 1874, Lyon, 1874. Cartes et graphiques.

Roux (G.), Précis d'analyse microbiologique des eaux, 1892.
— Rapport sur l'épidémie de Lyon en 1898 (Soc. méd. de Lyon, 1899).

Rouyer, Contribution à l'étude de l'étiologie de la fièvre ty-

phoïde à Lyon et de ses rapports avec les oscillations
de la nappe souterraine (th. Lyon, 1895).

SCHLOESING, L'acide nitrique dans les eaux de rivière et de
source (Ann. cons. Arts et métiers, VIII, 1898).

— et MUNTZ, Recherches sur la nitrification (C. R. Acad.
Sc., LXXXIX).

— Recherches sur le rôle de l'azote des nitrates et nitrites
dans les eaux de rivière et de source (C. R. Acad. Sc.,
1895, n° 16 ; 1896, n°s 15 et 19).

WARD, L'eau dans les grandes villes, Bruxelles, 1857, 8 vol.

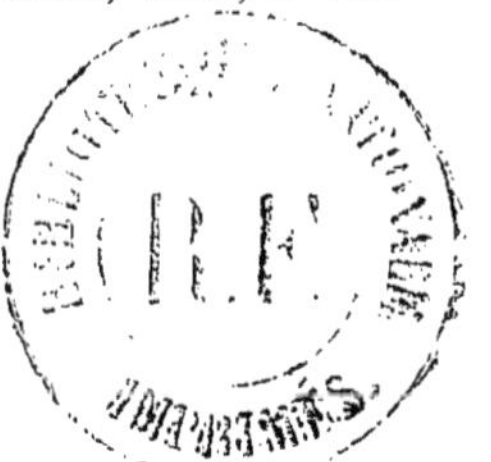

TABLE DES MATIÈRES

Lyon. — Imp. A. Rey, 4, rue Gentil. — 36735